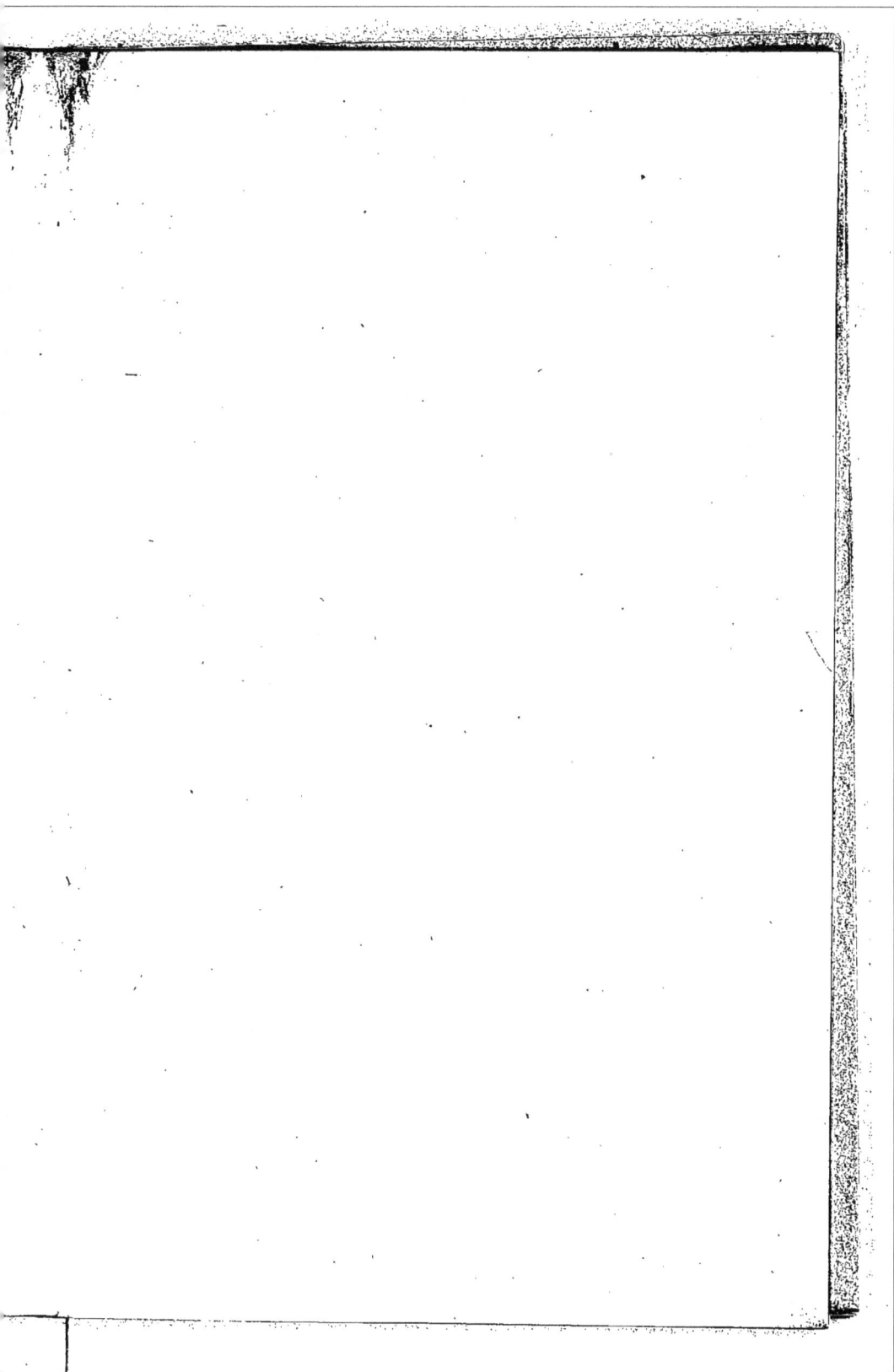

CONTRIBUTION A L'ÉTUDE

DES DIVERS MODES DE TRAITEMENT

DE LA

SYPHILIS TERTIAIRE

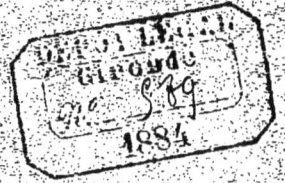

PAR

Le Dr Amédée BOYER

ANCIEN INTERNE DES HÔPITAUX DE TOULOUSE
(Concours de 1880.)

ÉLÈVE DU SERVICE DE SANTÉ MILITAIRE

————————

BORDEAUX

G. GOUNOUILHOU, IMPRIMEUR DE LA FACULTÉ DE MÉDECINE

11 — RUE GUIRAUDE — 11

1884

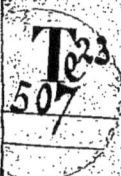

CONTRIBUTION A L'ÉTUDE

DES DIVERS MODES DE TRAITEMENT

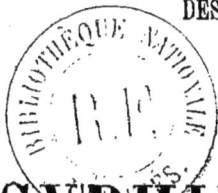

DE LA

SYPHILIS TERTIAIRE

PAR

Le Dr Amédée BOYER

ANCIEN INTERNE DES HÔPITAUX DE TOULOUSE
(Concours de 1880.)

ÉLÈVE DU SERVICE DE SANTÉ MILITAIRE

BORDEAUX

G. GOUNOUILHOU, IMPRIMEUR DE LA FACULTÉ DE MÉDECINE

11 — RUE GUIRAUDE — 11

1884

A LA MÉMOIRE VÉNÉRÉE DE MON PÈRE

A MA MÈRE. — A MA TANTE

A MES FRÈRES. — A MES SŒURS

A MA NIÈCE BLANCHE

A M. FERDINAND BOYER

Député du Gard.

INTRODUCTION

La syphilis, véritable protée pathologique, a été décrite
sous ses métamorphoses les plus diverses. Chacune de
ses manifestations a été l'objet de recherches ayant trait
à l'anatomie pathologique, aux localisations multiples de
la maladie et à ses formes cliniques. Il suffirait de citer
les ouvrages des sommités syphilographiques françaises :
Ricord, Rollet, Diday, et les œuvres magistrales du professeur Fournier, pour établir un monument scientifique
imposant, dont notre siècle tirera un jour sa gloire !

A côté de ce progrès immense s'étale une lacune que
partagent presque tous les sujets nosologiques que notre
époque a fécondés et créés de toutes pièces. La thérapeutique est restée, à peu de chose près, ce que nous l'avait
léguée le siècle passé. Si l'on veut en retrancher les pratiques empiriques, vestiges d'une chimie dans l'enfance,
on verra que la matière médicale s'est à peine enrichie
de quelques nouveaux agents dont l'efficacité est encore
douteuse. De l'obscurité dans le mode d'agir du médicament, de son efficacité fréquente est sortie la pratique
banale, pour une partie des médecins, qui consiste à

appliquer à tout diagnostic de syphilis un traitement invariable : le mercure.

Les spécialistes, au contraire, ont préconisé les méthodes les plus diverses, en particulier pour la forme tertiaire de la maladie. Dans cette phase si redoutable de la diathèse syphilitique, au moment où (pour nous servir des expressions du professeur Fournier) le diagnostic et le traitement sont une question de vie ou de mort pour le malade, n'est-il pas indispensable d'agir sans hésitation et avec une méthode sûre ?

Les divergences d'idées des auteurs nous ont déterminé à faire une étude comparative des divers modes de traitement de la syphilis tertiaire. Je me propose de démontrer : les avantages de la prophylaxie, l'utilité fréquente de l'emploi des mercuriaux associés aux iodures; les bienfaits de la médication tonique et adjuvante, enfin l'efficacité des eaux sulfureuses dans certaines phases des accidents tertiaires.

Après un historique succinct de la question, je délimiterai les diverses manifestations de la syphilis tertiaire; j'étudierai ensuite les divers modes de traitements.

HISTORIQUE

Dès le xvie siècle, les exostoses, l'ostéite avec nécrose,
les gommes étaient signalées par l'italien J. de Vigo. La
syphilis viscérale n'avait pas été méconnue, ainsi que le
démontre P. Yvaren [1]. Les travaux de Ricord [2], ceux
de Virchow et de Lancereaux [3], ont achevé de faire
connaître les accidents tertiaires, et en ont fait une classe
spéciale parmi les manifestations si variées de la diathèse
syphilitique.

C'est donc vers le xvie siècle qu'on a pu instituer, pour
la première fois, un traitement spécial; mais il est probable qu'à cette époque les agents thérapeutiques étaient
indistinctement employés contre tous les accidents. En
1508 l'espagnol Oviedo faisait connaître le gaïac *(Gaïacum
officinale)* en Espagne; Gonzalès l'importa d'Amérique à
Lisbonne. Astruc décrit le régime sévère imposé aux
vérolés auxquels on administrait le gaïac; il est très
probable que c'était là la vraie cause des succès qu'on lui

[1] YVAREN (P.). *Des Métamorphoses de la syphilis*, 1854.
[2] RICORD. *Clinique iconographique*, 1851.
[3] LANCEREAUX. *Traité historique et pratique de la syphilis*. Paris, 1873.

attribuait. Les malades subissaient un véritable entraîne-
ment. Par l'exercice, les sécrétions cutanées et urinaires,
ces deux grands émonctoires, épuraient l'économie et
cela seul eût suffi pour améliorer la santé des malades.
Cette méthode appliquée aux syphilitiques arrivés à la
troisième période devait être plutôt funeste qu'utile aux
malades. L'intoxication de l'organisme est alors bien
avancée pour vouloir épurer l'économie par ce procédé.

La salsepareille (*Smilax officinalis*), originaire de l'Amérique méridionale, fut importée en Europe par les Espa-
gnols vers 1563 et fut administrée en décoction.

Storck observa quatre malades couverts d'ulcères
syphilitiques, chez lesquels l'aconit en extrait produisit
une guérison rapide. Les formules les plus bizarres eurent
alors leur vogue et la crédulité fut exploitée par l'indus-
trie malhonnête de spécialistes guérisseurs. En résumé
le crédit de ces produits végétaux fut éphémère et l'on
peut affirmer qu'aucun d'eux n'est un spécifique contre
la syphilis.

Il n'en est pas de même du mercure. Peu de médica-
ments ont éprouvé une fortune aussi inconstante; tour
à tour exalté et proscrit, il a résisté aux révolutions médicales et paraît aujourd'hui définitivement rangé parmi les
agents les plus efficaces de la thérapeutique moderne.
Connu par les Grecs et les Romains, mentionné par Paul
d'Égine, il faut attendre jusqu'au ixᵉ siècle et aux
médecins de l'école arabe pour le voir adopté régulière-
ment et son usage généralisé. Galien eut peur de ses
propriétés toxiques. C'est à Béranger de Carpi (1518) que

Fallope attribue l'idée première d'un traitement de la syphilis par le mercure.

On admet assez généralement que dès l'apparition de la syphilis en Europe, instinctivement et par analogie avec les autres maladies de la peau, les médecins furent portés à l'opposer aux manifestations cutanées de la vérole. Ses propriétés anti-syphilitiques frappèrent, et il devint d'emblée la base du traitement.

Jean de Vigo (traduction de Fournier) l'ordonnait sous forme de pommade en frictions quotidiennes et en fumigations; en 1518 il prescrivait le précipité rouge à l'intérieur, probablement contre les accidents tertiaires. La prodigalité avec laquelle on ordonna le mercure, détermina des accidents d'intoxication qui amenèrent bien vite une réaction. Discrédité par Ulrich de Hutten, défendu par Hunter, le plus célèbre syphilographe du xviiie siècle, le mercure obtint droit de cité dans la science comme le spécifique le plus puissant, dans toutes les formes de la syphilis.

Le xixe siècle a vu se renouveler les querelles du passé. Broussais tenta de faire rentrer la syphilis dans la classe des phlegmasies; mais les œuvres de l'illustre syphilographe Ricord, une des gloires de l'école française, et celles du professeur Fournier, ont consacré les propriétés souveraines du mercure, dans les accidents secondaires et tertiaires de la syphilis.

L'histoire des iodures est plus récente dans les annales de la science. Les essais de Biett datent de 1821. Il faut venir en 1832 à Wallace de Dublin, pour trouver un travail remarquable. A la suite de Dupuytren, de Ricord, les esprits se portèrent avec attention vers les iodures en tant qu'agents anti-syphilitiques et aujourd'hui les iodures sont d'une application journalière. L'iodure de potassium est le plus populaire des iodures alcalins. N'a-t-on pas un peu exagéré ses effets merveilleux dans la syphilis tertiaire ?

Il faut donc arriver jusqu'à l'époque des discussions dogmatiques relatives à l'unicité, pour trouver un traitement rationnel de la période tertiaire. — Les différents composés du mercure, et l'iodure de potassium sont la base de la méthode; seul, le mode d'administration varie.

DÉLIMITATION DE LA SYPHILIS TERTIAIRE

Nous ne pouvons qu'esquisser à grands traits les manifestations si variées de la syphilis tertiaire. Les accidents qui caractérisent cette période n'appartiennent pas en propre à une époque chronologique bien déterminée; ils se manifestent en général trois ou quatre années après le début de la période virulente. Dans une vue d'ensemble, on peut remarquer que deux ordres de lésions la caractérisent : la sclérose, la gomme. La nature de ces accidents leur donne un caractère de gravité incontestable, et l'adage de Ricord : « La vérole vieillie a la mine honnête » nous paraît plus pittoresque que précis.

Si la syphilis tertiaire n'atteint pas avec une égale fréquence tous les systèmes de l'organisme et tous les viscères, on peut dire, sans crainte d'erreur, qu'elle n'en épargne aucun.

Parmi les nombreuses manifestations cutanées de la syphilis, il en est qui sont de véritables baromètres de la gravité d'une vérole. Ainsi le groupe des *syphilides tuberculeuses* et ses variétés, auxquelles on a donné avec raison le qualificatif de *secondo-tertiaires*, constituent un ensemble

2

de lésions visibles qui annoncent l'entrée en scène de la troisième période. Les syphilides tuberculeuses sont en effet les gommes de la peau; d'autre part les syphilides gommeuses communes sont des gommes développées dans le tissu cellulaire sous-cutané et n'intéressent la peau que secondairement et par propagation.

L'accident tertiaire le plus fréquent, celui qui fixe le plus souvent le diagnostic et par conséquent le traitement, c'est la *gomme du tissu cellulaire*. Les gommes se présentent là sous la forme de tumeurs bien circonscrites, sans adhérences, dures, puis fluctuantes; c'est alors qu'elles détruisent la peau de dedans en dehors, pour former une ulcération. Lorsque la peau se perfore, il s'écoule une quantité d'un liquide visqueux et filant, caractéristique et absolument différent du contenu d'un abcès. Bientôt l'ulcération gagne à la périphérie, et en quelques semaines la tumeur gommeuse a fait place à une ulcération creuse, à bords nettement taillés, à contours assez réguliers, et en général se rapprochant de la forme circulaire ou ovale. Telle est la gomme syphilitique dont le diagnostic ne présente de difficulté qu'avec la gomme scrofuleuse.

Les *maladies du système locomoteur*, pendant la période tertiaire, ne peuvent être ici que l'objet d'une courte énumération. Les os sont le siège de lésions graves et profondes, ostéites, exostoses, nécroses. Les arthropathies syphilitiques ont été décrites dans un mémoire classique de Richet, dont la critique a été faite par Panas. La périarthrite gommeuse et la dactylite constituent un chapitre de pathologie spéciale. Signalons seulement les gommes des muscles.

Dans les travaux de Virchow (1858), Dujardin–Beaumetz (1866), Cornil (1879), Klebs (1869), on trouve la description des nombreuses *maladies syphilitiques de l'appareil digestif*. Les rétrécissements œsophagiens sont exceptionnels, mais ont été constatés; peut-on être aussi affirmatif au sujet de l'ulcère spécifique de l'estomac? Le diagnostic anatomo–pathologique est encore plus difficile sur la muqueuse intestinale; mais la syphilis hépatique et son cortège symptomatique sont bien connus.

Parmi les *maladies syphilitiques de l'appareil circulatoire*, signalons les gommes des artères, la périartérite constatée par une observation de Charcot. Les anévrysmes reconnaissent-ils souvent des altérations spéciales à la syphilis? Il n'en est pas de même de l'artérite cérébrale, constatée souvent chez des sujets syphilitiques encore jeunes qui avaient succombé à des accidents cérébraux. Enfin les premiers cas authentiques de syphilis du cœur ont été publiés par Ricord (1845).

Morgagni connaissait certaines *maladies spécifiques de l'appareil respiratoire;* Cayol en 1810 décrivait les lésions de la trachée. Yvaren cite les observations très remarquables de Boerhaave, Hoffman et B. Bell, où l'on voit des accidents pulmonaires fort graves s'amender et disparaître sous l'influence du traitement spécifique. La phtisie syphilitique a été récemment décrite dans une thèse de Paris.

Pour être complet, nous signalerons encore les *mala-*

dies syphilitiques des organes urinaires; leurs manifestations ont à peu près la même gravité chez l'homme et chez la femme.

Il nous reste enfin à énumérer ici les *maladies spécifiques du système nerveux.* Hunter parlant du cerveau disait : « Ces parties vitales ne sont peut-être pas du tout susceptibles de l'action de la syphilis. » L'œuvre magistrale du professeur Fournier (1) fait autorité sur la matière, et la syphilis cérébrale, de même que celle de la moelle, sont aujourd'hui décrites, bien qu'il reste des facteurs inconnus. Les *organes des sens* eux-mêmes sont quelquefois atteints dans la période tardive de la syphilis. Les ophtalmologistes ont depuis longtemps décrit les gommes de l'iris et du corps ciliaire, la rétinite. Enfin les lésions de l'appareil auditif sont, heureusement, assez rares.

(1) A. FOURNIER. *La Syphilis du cerveau,* 1879.

DES DIVERS MODES DE TRAITEMENT

DE LA

SYPHILIS TERTIAIRE

TRAITEMENT PROPHYLACTIQUE

Lorsque le chancre infectant, cet « exorde obligé de la syphilis acquise », existe, est–il possible de prévenir les accidents redoutables de la période tertiaire? L'opinion du professeur Fournier est formelle : « La véritable, la grande cause de la vérole tertiaire, celle qu'on ne doit jamais perdre de vue, c'est l'absence ou l'insuffisance du traitement dans la première période de la diathèse. Une vérole négligée, abandonnée à elle-même, a toute chance d'aboutir à la période tertiaire. L'expectation appliquée à la vérole est véritablement désastreuse en laissant la porte ouverte à la syphilis tertiaire. Réserve faite pour quelques cas exceptionnels qui déjouent les efforts de la thérapeutique, on peut dire que les syphilis traitées (j'entends traitées avec méthode, énergie et persévérance) n'ont pas de période tertiaire. »

Cette opinion est si conforme à la vérité que lorsqu'un malade atteint d'accidents tertiaires se présente : interrogé sur le traitement antérieurement suivi, huit fois sur dix,

la réponse est négative. Une question non moins impor-
tante est celle de savoir quelle peut être l'influence du
traitement antérieurement suivi, sur le traitement à
suivre. Ainsi un malade a franchi la période virulente
et supporté sans ennuis les accidents cutanés et muqueux
de la seconde période. Le traitement a été nul, aussi les
manifestations tertiaires apparaissent avec toute leur
gravité; dans ce cas le traitement par les sels de mercure
associé à l'iodure de potassium s'impose. Nous verrons
plus loin qu'en pareille circonstance l'iodure de potassium seul aurait une action lente.

MÉDICAMENTS VÉGÉTAUX

Les agents thérapeutiques fournis par le règne végétal
méritent un examen peu sérieux. Leurs actions réunies,
sur les manifestations tardives de la syphilis, ne rappel-
lent en rien l'efficacité des altérants minéraux. Nous
avons déjà signalé l'emploi du gaïac, que la méthode
ancienne associait aux sudorifiques, en même temps
qu'on cherchait à déprimer l'organisme par l'entraîne-
ment. On sait avec quel enthousiasme on crut aux
propriétés merveilleuses du gaïac, qui nous venait
d'Amérique, comme la syphilis. La nature, disait-on,
place toujours le remède à côté du mal !

Dans les prétendues guérisons rapides, obtenues par
l'aconit, nous ne voyons qu'une coïncidence, et non un

rapport de cause à effet. Le crédit dont la salsepareille a joui nous paraît plus justifié. Les propriétés dépuratives du *Smilax officinalis* sont si bien reconnues, que le suc de cette plante constitue, aujourd'hui, la base du sirop antiscorbutique. Dans le traitement de la syphilis, on associait la salsepareille à une alimentation très sobre, presque exclusivement végétale, le traitement achevait son effet en quinze jours. Les Arabes les premiers avaient préconisé une méthode curative, connue encore sous le nom de « *cura famis* ». Un régime sévère, une alimentation légère, étaient imposés aux malades, en même temps que des fatigues excessives; ils déterminaient ainsi un changement profond dans le mode de nutrition des tissus, une modification complète dans l'état de toutes les fonctions, une exagération telle des sécrétions que le virus était au moins en partie éliminé. Notre siècle dédaigneux a peut-être oublié trop facilement l'expérience des anciens. Il n'y a pas loin cependant des méthodes anciennes à la thérapeutique contemporaine. L'iodure de potassium et le mercure n'agissent–ils pas surtout par leur propriété de désassimilation; à ce point de vue, n'ont-ils pas un point de contact évident avec la méthode arabe?

Un nombre respectable de végétaux encombrent la thérapeutique ancienne de la vérole. Le *Lobelia syphilitica* guérissait tout mal vénérien, chez les Indiens; la bistorte, le chiendent, le chêne, le houblon, la saponaire, le santal, furent tour à tour préconisés. C'est grâce au discrédit dans lequel tomba momentanément le mercure que le

Rob-Laffecteur eut les honneurs d'expériences faites sur douze vérolés, en présence d'une commission spéciale.

Des essais thérapeutiques ont été faits ces dernières années. En 1877, nos voisins d'outre-Rhin ont expérimenté et étudié les effets de la teinture alcoolique de tuyuya. On s'en est servi comme agent topique et on l'a administrée à l'intérieur par la bouche et en injections sous-cutanées. Topiquement elle paraît coaguler les sécrétions virulentes; mais comme médicament spécifique, pris à l'intérieur, son action est absolument douteuse et nullement comparable à celle des spécifiques usités.

C'est encore en Allemagne que l'alcaloïde du jaborandi a été expérimenté par Lewain, qui a fondé ses expériences sur les propriétés sudorifiques et sialagogues de la pilocarpine. Lewain se prononce lui-même en faveur de la méthode de traitement par les injections mercurielles. Les tentatives faites avec l'acide chrysophanique à Aix-la-Chapelle, n'ont pas donné de bien grands résultats. Le psoriasis est, paraît-il, justiciable de ce nouvel agent thépeutique.

En résumé, il est facile de constater qu'aucun végétal connu ne possède une action spéciale sur la syphilis, et surtout sur ses manifestations tertiaires. Cependant il faut avouer que quelques substances fournies par le règne végétal ont contribué à des guérisons par leurs propriétés toniques, astringentes, excitantes, sédatives.

MÉDICAMENTS MINÉRAUX

Mercure.

Malgré ses heures de discrédit et l'enthousiasme peut-
être un peu exagéré pour l'iodure de potassium, le mercure est resté un agent puissant dans la syphilis tertiaire.
La pharmacopée est vraiment encombrée du nombre des
formules éditées sur les diverses manières de prescrire
le mercure. Je renvoie à ce sujet aux ouvrages spéciaux;
je me contenterai d'énumérer, dans un tableau synop-
tique, les composés hydrargyriques les plus usuels [1]

PRÉPARATIONS HYDRARGYRIQUES pour l'usage interne.	Mercure métallique..........	Pilules de Belloste, de Sédillot; l'hydrargyre est incorporé à de la magnésie ou du savon médicinal.
	Protochlorure de mercure.	
	Bichlorure de mercure.......	Solution de Van Swieten. Pilules de Dupuytren.
	Iodure mercureux ou proto-iodure.................	Pilules de Ricord.
	Biiodure de mercure	Pilules de Puche. Sirop de Gibert-Boutigny.
	Prussiate de mercure........	Solution (liqueur de Chaussier).

[1] *Matière médicale et thérapeutique* (NOTHNAGEL et ROSSBACH, traduction
ALQUIER).

PRÉPARATIONS HYDRARGYRIQUES pour l'usage externe.		
Mercure métallique.........	{	Pommades. Onguent mercuriel simple ou double. Eau mercurielle.
Bioxyde de mercure......... Oxyde mercurique.		Pommade de Lyon, de Desault.
Précipité rouge	{	Eau phagédénique. Pommade.
Bisulfure de mercure........		Poudre.
Cinabre....................		En fumigations (Astruc).
Protochlorure de mercure.... Chlorure mercureux......... Calomel doux.............. Précipité blanc.............	{	Collyre sec. Pommade.
Bichlorure de mercure....... Chlorure mercurique........ Sublimé corrosif...........	{	Pommades Cirillo. Collyres. Gargarismes, lotions, bains. Injections, poudre, cigarettes.
Iodure mercureux..........		Pommade-onguent (Biett).
Biiodure de mercure........	{	Pommade (Cazenave). Gibert-Boutigny.
Azotate mercureux..........		Pommade cathérétique.
Nitrate acide de mercure.....		Caustique.
Cyanure de mercure........ Albuminate de mercure...... Peptone mercurique........	}	Injections hypodermiques.
Oléo-margarates de mercure..		Pommades.

Action physiologique et thérapeutique. — Le résultat de nos rapides recherches sur l'action des mercuriaux nous a laissé cette conviction : Malgré les grands progrès de la chimie biologique, il reste encore des facteurs inconnus. Dans l'opinion la plus accréditée en ce moment, le mercure en contact avec les sécrétions cutanées donnerait naissance à des chlorures doubles (Muller, 1870), à du chlorure mercurique (Mialhe, Voit).

Voit propose ensuite une explication plus simple : en présence des chlorures, des sécrétions et du sang, en présence de l'oxygène, il se formerait du bichlorure et des albuminates de mercure.

Cette théorie acceptée, on s'en est servi pour expliquer l'action du mercure, et on a attribué à la combinaison du sublimé avec l'albumine la propriété d'engendrer des produits aptes à être résorbés, mais incapables de passer à l'état de tissus permanents. Par cette combinaison, les produits morbides syphilitiques modifiés ne peuvent s'organiser; ils sont rendus inoffensifs et éliminés. Cette théorie repose sur des expériences de laboratoire. D'autre part, en 1880, Schlesinger, qui expérimentait sur des animaux, dit avoir constaté l'augmentation de poids, l'accroissement du nombre des globules, l'accumulation de la graisse dans le tissu cellulaire, sans altération d'organes reconnaissable à l'autopsie.

Dans ses leçons sur les mercuriaux, M. le professeur de thérapeutique de la Faculté de Bordeaux s'exprimait ainsi : « Par sa force expansive, sa puissance de volatilisation particulière, le mercure pénètre l'intimité de tous les capillaires, et s'unit très probablement à l'albumine du sang, en formant un chloro-albuminate de mercure. Par simple action mécanique, par acte de présence et en vertu de son pouvoir éliminateur, il mérite la désignation, aujourd'hui abandonnée, de véritable dépuratif. On ne saurait d'ailleurs oublier que parmi les mercuriaux, le bichlorure surtout constitue au premier chef un anti-zymotique, et que si le virus syphilitique dépend de proto-organismes infectieux, il est naturel d'attribuer à cette propriété les heureux effets presque constants qu'on retire de son emploi. »

A côté des bienfaits des mercuriaux, il faut signaler les accidents redoutables d'un traitement mal dirigé. Il est rare de voir une cure arriver à la fin sans que certains accidents viennent interrompre l'action bienfaisante du médicament.

La salivation est le phénomène le plus commun; il suit quelquefois de près une seule fumigation, une friction avec l'onguent napolitain. L'haleine devient fétide et d'une odeur spéciale; les gencives se tuméfient, et il s'établit une hypersécrétion salivaire plus ou moins intense. Personne ne s'aviserait aujourd'hui de favoriser le développement de ce symptôme. Il indique un degré avancé d'intoxication; aussi faut-il suspendre toute médication et lutter contre cet accident.

L'avis des anciens était bien différent, et Astruc raconte que les médecins du moyen âge recherchaient la salivation pour éliminer le poison syphilitique.

L'observation des malades et le bon sens clinique ont fait justice de ces théories et de leurs indications thérapeutiques.

Le mercure, en effet, modifie la nutrition de tous les éléments anatomiques et n'agit pas uniquement sur un tissu ou un liquide organique. Son action élective irritante sur l'appareil salivaire est un signe de pléthore mercurielle; l'organisme est saturé. Quelques jours de repos, des gargarismes astringents suffisent pour rétablir

l'équilibre des sécrétions. Dans la gingivite hydrargyrique
on emploie avec succès les frictions avec la poudre sui-
vante :

Poudre de quinquina...................	15 grammes.
Extrait de cachou...................	2 —
Tannin...........................	2 —
Alun...........................	1 —
Essence d'anis....................	q. s.

Dans certaines circonstances et suivant la susceptibilité
des malades, il arrive que l'organisme, par suite d'un
défaut d'élimination, accumule du mercure. Cette sur-
charge brusque peut développer des symptômes de
mercurialisme aigu. Ils sont graves : inflammation des
reins, des glandes salivaires, ostéites, nécroses, paraly-
sies, etc.

L'influence du mercure sur le rein est heureusement
peu fréquente; cependant on voit l'albuminurie se mani-
fester chez des malades soumis à un long traitement
hydrargyrique.

Modes d'administration. — Trois portes sont ouvertes au
mercure : la voie digestive, la voie cutanée et hypoder
mique, la voie pulmonaire.

Les préparations le plus souvent administrées par la
voie stomacale sont les pilules de Ricord (protoiodure
d'hydrargyre), les pilules de Sédillot (mercure métalli-
que), la liqueur de Van-Swieten (bichlorure), le sirop
de Gibert-Boutigny (biiodure). C'est cette préparation,
modifiée, que nous avons vu administrer à de nombreux
malades atteints d'accidents tertiaires.

En voici la formule :

POTION DE GIBERT ATTÉNUÉE :

Biiodure de mercure	50 centigrammes.
Iodure de potassium.	15 grammes.
Sirop de menthe.	200 —
Eau distillée.	840 —

Les malades prenaient deux et trois cuillerées de la potion.

Les avantages généraux de la méthode hypodermique, les contre-indications spéciales du côté de l'appareil digestif ont inspiré, dans ces derniers temps, des essais sur les injections sous-cutanées des composés hydrargyriques. C'est surtout dans la seconde période que cette méthode est employée; mais lorsque le mercure est reconnu indispensable dans la période tertiaire, il n'y a aucune contre-indication à ce mode d'administration.

Rampoldi ([1]) (1882) recommande les injections hypodermiques de 10 centigrammes de calomel à la vapeur dans de la glycérine neutre, son action est rapide.

Cet expérimentateur reconnaît à cette méthode les avantages suivants : précision des doses, action rapide, propreté, séjour moins prolongé à l'hôpital.

Dans le *Bulletin de thérapeutique* du 20 janvier 1883, O. Gourgues préconise l'emploi des injections sous-cutanées d'albuminate de mercure.

L'albuminate serait préférable au peptonate de mercure qui, pour lui, est une préparation infidèle déterminant des accidents locaux.

([1]) *Revue des Sciences médicales de Hayem.*

Pour de Maugel (thèse de Paris, 1882), pour Martineau, les injections cutanées de peptone mercurique ammoniaque sont bien supérieures. Après de nombreuses expériences dans les hôpitaux de Paris, l'auteur conclut : 1° que les injections (habilement faites) ne donnent lieu à aucun accident local; 2° pas de douleur; 3° pas de stomatite ni de troubles gastro-intestinaux; 4° action prompte.

En 1878, le professeur Lewin a employé à la Charité de Berlin le cyanure de mercure en injections sous-cutanées; l'auteur lui-même avoue que la méthode est très douloureuse.

Nous apprenons que les essais de traitement par les peptones mercuriques, à l'hôpital Saint-André de Bordeaux, n'ont pas justifié les avantages promis. Les partisans eux-mêmes de cette méthode ont eu à regretter des accidents : phelgmons, abcès, douleur. Si par des perfectionnements de nature à supprimer ces accidents on a rendu ces injections inoffensives, il est probable qu'elles serviront un jour de règle dans le traitement des syphilitiques à toutes les périodes.

Les fumigations mercurielles n'ont constitué une véritable méthode de traitement que vers 1878. Paschkis recommande de donner les premiers jours des bains savonneux, suivant l'état de la peau. L'appareil destiné à soumettre le malade aux fumigations est assez simple; c'est un tabouret, sous lequel on peut mettre une capsule de porcelaine, surmontant une lampe à alcool. La charge pour chaque fumigation est de 15 grammes de

calomel. Les vapeurs mercurielles ont une activité spéciale sur les manifestations ano-génitales et les gommes.
Dans les maladies des voies respiratoires, la méthode est
contre-indiquée. On paraît oublier en France les avantages des fumigations. En Allemagne on n'ignore pas que
l'arbre respiratoire est une voie facile pour l'absorption
du mercure.

La pharmacopée nous fournit des topiques précieux
dans le traitement des nombreux accidents tertiaires.
Les pommades au calomel, au précipité rouge, modifient
avantageusement les ulcérations atoniques, gommeuses.
La pommade au protoiodure, l'emplâtre de Vigo, en tant
qu'agents résolutifs, sont applicables comme les agents
mercuriels sur les exostoses, les gommes, les indurations,
les engorgements ganglionnaires, etc., et leur action topique s'accompagne ordinairement d'une action générale
incontestable.

Malgré son épaisseur, la peau n'oppose pas une bar-
rière infranchissable aux pommades et au métal lui-
même à l'état pur. Qui ne connaît les salivations, les
stomatites, les glossites graves, suites de frictions avec
les pommades hydrargyriques?

Quel est le mécanisme et sous quelle forme l'absorption
a-t-elle lieu? Voici le résumé des théories les plus
récentes. Dans le traitement par les frictions mercurielles
(l'onguent étant récemment préparé et pur d'oxyde, la
peau et les muqueuses normales), il paraît démontré :

1° Que les globules métalliques sont directement intro-
duits par la friction, au lieu même de l'application, dans

les follicules sébacés et pileux, où ils se transforment, sous l'influence de la sécrétion glandulaire, en une combinaison soluble susceptible d'être absorbée.

Les frictions mercurielles constituent un mode de traitement énergique et rapide, employé surtout dans les lésions tertiaires. On emploie communément l'onguent napolitain. Berkeley a signalé la supériorité de l'oléate de mercure; l'auteur pense que cette préparation peut rendre de véritables services dans le traitement local des syphilides tuberculeuses, alors que l'on administre déjà à l'intérieur l'iodure de potassium.

Les *bains* de sublimé peuvent rendre des services dans la période tertiaire, surtout pour la cicatrisation des gommes du tissu cellulaire.

Iodure de potassium.

Dans un moment d'enthousiasme en 1846, Ricord disait : « L'iode ne guérit plus les scrofules, il ne guérit que la vérole! » En Allemagne, l'iodure de potassium jouit d'un grand crédit. « Il n'est qu'un état pathologique dans lequel l'iodure de potassium ne puisse être, relativement à son efficacité, remplacé par un autre médicament, c'est la syphilis tertiaire [1]. »

L'action merveilleuse de l'iodure de potassium est indis-

[1] NOTHNAGEL et ROSSBACH. *Matière médicale et thérapeutique*, p. 249.

cutable; mais faire de ce médicament le spécifique des accidents tertiaires, c'est oublier l'action héroïque du mercure contre ces mêmes accidents : c'est le plus populaire des iodures alcalins; il est doué d'une action altérante et résolutive, tout indiquée aux périodes où la vérole altère les tissus, les enflamme, dépose des néoplasies au sein des organes.

C'est un médicament bien toléré et rapidement absorbé. Deux minutes après il peut être constaté dans l'urine. Ses effets physiologiques sont d'ailleurs subordonnés aux doses auxquelles il est administré et aux conditions individuelles. Arrivé dans l'estomac il se décompose en présence des acides en sel de potasse et en iode. Ce dernier, passant dans l'intestin, se transforme de nouveau en iodure de potassium pour se diriger, après avoir été absorbé, dans le torrent circulatoire. Bien que considéré comme inoffensif, il donne lieu à quelques accidents.

Des éruptions de formes diverses se manifestent par suite de l'usage continu du médicament, d'abord la roséole, puis l'eczéma, suivi lui-même de pustules acnéiformes.

Il n'est pas douteux que l'iodure de potassium exerce une action nuisible sur la nutrition. En activant la combustion dans tout l'organisme, il accélère le mouvement de dénutrition, et par suite ramène dans la circulation les matériaux adipeux, simplement déposés en réserve dans les mailles des tissus sous-cutanés et dans les parenchymes, ainsi que les produits plastiques nouvellement formés.

On commettrait une grosse erreur en ne surveillant pas l'emploi des iodures alcalins. A hautes doses journalières, ce sel peut amener le malade à un état d'anémie grave. Binz, pour expliquer comment un corps aussi innocent que l'iodure de potassium peut donner lieu aux phénomènes de l'intoxication de l'iodisme, Binz prétend qu'en présence de l'oxygène du sang et de CO_2 des tissus, il se forme un carbonate de potasse, avec mise en liberté d'iode, qui constituerait le corps vraiment actif.

Modes d'administration.— A l'intérieur, l'iodure de potassium est administré en solution ou associé au biiodure.

En 1882, Gilles de la Tourette a administré l'iodure par la voie hypodermique; il employait une solution concentrée, de telle sorte qu'il injectait chaque fois 50 centigrammes de ce sel. Sur cinq malades il a pratiqué vingt injections et est arrivé aux résultats suivants.

On peut injecter sous la peau une pleine seringue de Pravaz sans danger de complications locales si la solution est neutre, si l'injection est pratiquée profondément. L'iodure est parfaitement absorbé; les injections causent une sensation de cuisson passagère. En cas d'accidents buccaux, où l'absorption par la bouche est impossible, l'injection sous-cutanée peut rendre de grands services.

L'iodure d'ammonium a été aussi employé dans le traitement des accidents tertiaires. Jadis employé par Magendie et Richardson, aujourd'hui il est fréquemment usité en Angleterre. On retrouve l'iode dans les urines, et la sueur est ammoniacale (Carat, *Gazette hebd.*). L'action de cet iodure sur les muqueuses est analogue à celle des autres composés iodiques. A l'état de pureté, il ne détermine pas de troubles digestifs. Si l'iodure de potassium est un modérateur de la nutrition, l'iodure d'ammonium semble un excitant. L'auteur conseille son emploi dans la scrofule et surtout dans la syphilis tertiaire. Quoi qu'il en soit, cet iodure n'est pas passé dans la pratique journalière.

Nous ne pouvons terminer la série des composés iodiques sans parler d'un agent thérapeutique qui depuis quatre ans a fait grand bruit : il s'agit de l'*iodoforme*. Ses propriétés merveilleuses ont été surtout mises en lumière dans ces derniers temps en Allemagne. En France aussi on a fait quelques essais dans le but de vérifier si le renom prodigieux qui s'attache à l'iodoforme est vraiment justifié.

Dans sa monographie du *Pansement à l'iodoforme*, le Dr Rohmer, de la Faculté de Nancy, constate que c'est comme à plaisir qu'on semble oublier en France, mais en Allemagne surtout, que c'est dans notre pays que l'iodoforme a été inventé et expérimenté.

Découvert par Serullas, c'est Bouchardat qui le premier, en 1836, commença à administrer l'iodoforme à l'intérieur. Préconisé dans le traitement du phagédénisme chancreux, en·Allemagne l'enthousiasme fut jusqu'à essayer de substituer l'iodoforme aux pratiques du pansement du professeur Lister. En 1878, Molleschott, professeur à Turin, traite avec succès par l'iodoforme, à l'intérieur et à l'exterieur, les adénopathies scrofuleuses du cou, les ganglions syphilitiques engorgés, les maladies du cœur, etc. Pour cet expérimentateur c'est, comme on le voit, un médicament universel!

En 1882, M. Le Dentu fit une leçon sur les dangers de l'intoxication iodoformique; c'est à cette époque que l'on essaya les injections d'iodoforme dans le traitement de la syphilis. Nous ne croyons pas que les résultats aient été encourageants, surtout si l'on a expérimenté chez des malades arrivés à la période tertiaire. Comme topique appliqué sur les accidents ulcéreux ayant une tendance au phagédénisme, l'iodoforme peut être un agent précieux. Son utilité dans la syphilis tertiaire se borne à cela, croyons-nous. D'ailleurs, quelques observations d'intoxication publiées coup sur coup viennent de provoquer rapidement une vive réaction contre l'iodoforme. Après l'avoir exalté outre mesure, nombre de chirurgiens viennent de déclarer son emploi dangereux.

MÉDICATION MIXTE ET ALTERNE

La médication mixte contre les manifestations tertiaires de la syphilis consiste dans l'administration simultanée des mercuriaux et de l'iodure de potassium.

La gravité des lésions tertiaires, que l'on peut constater par l'étude clinique, dénote assez l'urgence absolue d'instituer le traitement dès l'apparition des premiers symptômes. A l'état naissant, la période tertiaire cède plus vite à l'action d'un traitement rationnel; lorsque les complications osseuses et viscérales sont venues assombrir le tableau clinique, l'art se trouve en présence d'une infection généralisée et surtout d'un organisme débilité. Il y a donc indication urgente d'intervenir dès le début des accidents. L'intervention ne doit pas être timide; les doses doivent être progressives et proportionnelles à la susceptibilité du malade. Les mécomptes de l'hypercrinie salivaire ne sont pas redoutables si la médication est scrupuleusement surveillée. S'il est urgent et indispensable d'agir avec promptitude et énergie, ne paraît-il pas rationnel d'associer les deux grands agents antisyphilitiques, le mercure et l'iodure de potassium? Dans un style imagé, le professeur Fournier appelle cette intervention rapide « le traitement d'assaut ».

La théorie et les expériences de laboratoire ne justifient peut-être pas l'emploi de la méthode mixte. On a objecté que le mercure a une action incontestable sur les accidents secondaires; il agit, dans ces cas, en vertu de la modification particulière qu'il imprime à tous les épithéliums, dans lesquels sont localisés les accidents. Mais, a-t-on ajouté, le mercure perd sa valeur dans les accidents tertiaires, parce que la maladie, abandonnant les épithéliums, a envahi les tissus connectifs; c'est dans ce cas qu'un nouveau médicament, l'iodure de potassium, est employé avec avantage, parce qu'il jouit d'une action spéciale sur les tissus. Nous voulons bien croire à l'action spéciale de l'hydrargyre sur les épithéliums et à l'influence spéciale (aussi) de l'iodure sur les tissus, mais

rien ne nous démontre l'exactitude de ces théories. Or,
l'influence de ce qu'on appelle le traitement mixte n'est
plus à démontrer, aujourd'hui. « En ce qui nous con-
cerne, dit M. Fournier, c'est à ce mode de traitement que
nous devons le plus grand nombre des heureux résultats
déjà consignés dans nos annales. »

Pendant une année complète nous avons vu appliquer
presque toujours avec succès la méthode mixte. Nos
observations sont des documents cliniques, que nous
citons pour justifier nos conclusions. Hâtons-nous de dire
que nous n'avons pas la prétention d'affirmer que tous
les tertiaires doivent être traités par l'hydrargyre associé
à l'iodure. « Il n'y a pas de maladie, a dit Fr. Hoffmann, il
n'y a que des malades. » La vérité de cet axiome est manifeste pour les syphilitiques arrivés à la troisième période.
La constitution du malade, son état général, le traitement
antérieurement suivi sont autant de sources d'indications
et de contre-indications de telle ou telle méthode.

Ainsi, l'influence du traitement antérieur sur celui à
suivre est rationnelle.

L'expérience démontre qu'un malade arrivé à la période
tertiaire sans avoir été traité antérieurement sera très
sensible à la médication mixte. L'organisme en effet se
trouve énergiquement impressionné par des agents thérapeutiques, pour lesquels on n'a pas à craindre la tolé-
rance; expliquer physiologiquement ces phénomènes est
chose encore difficile; mais le fait est constaté.

Si l'indication du traitement mixte est fréquente dans
les hôpitaux, il faut bien avouer que le plus grand nombre

des vérolés qui y viennent soigner leurs accidents tertiaires appartient à une classe de la société négligente de sa santé et peu aisée. Je le répète, huit fois sur dix ces malades déclarent avoir traité leurs manifestations secondaires par l'alcool et le mépris!

On rencontre quelquefois des malades qui déjouent tous les efforts de la thérapeutique; chez les uns, les phénomènes de l'accoutumance neutralisent la médication, qui est mal absorbée. Chez d'autres, au contraire, par suite des difficultés de la désassimilation, les substances médicamenteuses paraissent s'accumuler dans l'organisme, et annoncent leur présence par des symptômes d'intoxication. En outre, on a observé que lorsque pendant plusieurs mois on administre le même traitement à un syphilitique, après un certain temps la médication ne produit plus les mêmes effets et perd de sa puissance.

L'observation exacte de ces phénomènes a donné l'idée de la médication *alterne*. Cette méthode consiste à alterner l'usage du mercure et de l'iodure, de façon à conserver à chacun l'intégrité de son influence initiale et à permettre au malade de se déshabituer d'un remède pendant qu'il subit l'influence d'un autre. Voici un malade qui depuis trois mois prend du protoiodure et du sirop de Gibert; l'amélioration d'abord constatée cesse d'être manifeste. Après un septenaire de repos, on peut administrer le mercure pendant une période de quinze jours; immédiatement après et pendant une égale durée le malade est soumis à l'action de l'iodure de potassium. Enfin un septenaire de repos est observé avant de reprendre le traitement.

Indépendamment de l'avantage d'éviter l'accoutumance de l'organisme à l'action journalière et uniforme d'un même agent, on est porté à croire que les propriétés de désassimilation de l'iodure de potassium s'exercent puissamment pendant sa période d'administration et doivent éliminer l'hydrargyre précédemment absorbé.

J'ai eu l'occasion d'observer certaines malades dont la susceptibilité de l'estomac obligeait à varier la médication et imposait le traitement alterne. Une de nos malades ne tolérait pas plus de cinq minutes le sirop de Gibert, quel que fût d'ailleurs le véhicule; cette malade prenait sans inconvénient la liqueur de Van-Swieten pendant quinze jours, puis l'iodure de potassium durant le même temps.

En terminant, ne manquons pas d'observer que dans cette méthode curative chacun des remèdes conserve son intégrité d'action.

MÉDICATION TONIQUE ET ADJUVANTE

La période tertiaire est celle qui, par la gravité de ses manifestations, expose le plus les malades à cet état de délabrement spécial de l'organisme, que l'on a justement appelé la *cachexie syphilitique*.

Si la méthode par les sudorifiques et tous les moyens (diète, régime végétal) mis en usage pour exagérer les

excrétions des malades, si cette méthode, dis-je, a pu
rendre quelques services au moment de la période virulente, elle devait être funeste chez les malades arrivés à
la troisième période.

Si indiqué que soit le traitement spécifique, dans les
formes graves de la syphilis, souvent le succès dépend
de certaines indications spéciales fournies par l'état des
forces des malades. Il est d'abord indispensable d'éviter
les phénomènes d'intoxication provoqués par les mercuriaux; nous avons signalé les dangers causés par l'abus
de l'iodure de potassium. Un des malades que j'ai obser-
vés s'était résigné à consommer tous les jours des doses
assez fortes d'iodure de potassium, et sept ou huit mois
après il tombait dans un état d'anémie grave, auquel
l'iodure n'était pas étranger. Nous pouvons citer une
innovation heureuse et très rationnelle dans le cours d'un
traitement antisyphilitique; le protoiodure de fer ou
iodure ferreux est une ressource précieuse quand on a
affaire à ces malheureux dont les forces ruinées récla-
ment avant tout les toniques, les ferrugineux.

La meilleure hygiène, les reconstituants de toute nature
feront quelquefois tous les frais de la maladie. « Alors
qu'on a tout fait, disait Ricord, et tout en vain, sans
résultats, le mieux est d'essayer de ne plus rien faire. »

Dans le traitement d'une syphilis, il faut tenir grand
compte des diathèses préexistantes et des maladies inter-
currentes. Un scrofuleux n'est pas à l'abri de la vérole,
pas plusqu'un sujet lymphatique; aussi les bains de mer
feront merveille, associés à l'action des spécifiques. Lors-

qu'un malade, porteur d'une diathèse tuberculeuse, con-
tracte la syphilis, ne faut-il pas avant tout traiter la
maladie qui l'achemine à une déchéance organique,
irréparable ? Enfin il n'est pas douteux qu'un sujet en
puissance de toutes ses forces peut faire les frais de sa
maladie. Aujourd'hui un grand nombre de faits ont
amené à cette opinion que les toniques, les reconstituants avaient, quelquefois, seuls le pouvoir d'arrêter les
progrès des syphilis graves et tertiaires. Tel est, croyons-
nous, l'enseignement de M. le docteur Venot, chirurgien
en chef de l'hôpital Saint-Jean de Bordeaux.

Les toniques peuvent être administrés sous les formes
les plus usuelles, vin de quinquina, huile de foie de
morue, arsenic, etc.; les ferrugineux ont aussi leurs indications. L'alimentation doit être réconfortante mais
modérée, nous sommes loin du traitement par l'absti-
nence.

Si les écarts de régime doivent être proscrits, le vin
est indiqué aux malades. Les excès de boissons sont
particulièrement redoutables aux syphilitiques. L'alcoolisme est une circonstance aggravante de la diathèse
syphilitique; l'alcoolisme aigu est quelquefois le coup de
fouet qui réveille une diathèse éteinte. Nous avons souvent
entendu émettre cette opinion par nos maîtres.

Le choix du climat n'est pas sans importance; les
spécialistes envoient assez de vérolés à Nice et Amélie-
les-Bains. On admet assez généralement que la syphilis
est beaucoup plus grave dans les pays froids que sous la
zone tempérée,

Peu usitée dans la pratique hospitalière, l'hydrothérapie est cependant un adjuvant puissant. Au début de la troisième période, c'est un agent reconstituant. Il est une forme tertiaire de la diathèse, dans laquelle l'hydrothérapie rend des services éminents ; je veux parler des maladies nerveuses.

Les travaux de Fournier, d'Erb, de Leyden, de Verneuil, ont fait des maladies nerveuses syphilitiques une classe spéciale de sujets nosologiques. Les maladies des centres nerveux ont leur histoire ; étudier le traitement spécial de la syphilis cérébrale, serait résumer les savantes leçons de l'éminent syphilographe.

TRAITEMENT HYDRO-THERMAL

Nous avons cru devoir étudier spécialement ce mode de traitement, car ce sont surtout les syphilis tertiaires qui sont justiciables de l'action des eaux thermales.

Dès 1546 Fracastor signalait dans son fameux poème l'action des eaux sulfureuses sur la syphilis. Anglada, dans son *Traité des eaux minérales des Pyrénées* ([1]), signale la propriété des eaux thermales de révéler la diathèse syphilitique latente ; les vénériens reçoivent ainsi de salutaires avertissements. Pégot signale en 1854 la vertu héroïque des eaux sulfureuses de Luchon à titre d'adju-

([1]) ANGLADA. *Traité des eaux minérales.*

vant dans le traitement des accidents tertiaires, surtout chez les individus atteints de cachexie syphilitique ou de complications scrofuleuses.

En 1864 le Dr Artigues (¹), alors médecin inspecteur, dans son ouvrage : *Amélie-les-Bains; son climat, ses thermes,* traite d'une façon spéciale l'action des eaux sulfureuses sur les affections syphilitiques, et voici ses conclusions : 1° le principe virulent de la syphilis, resté latent, est mis en évidence, sous forme de phénomènes extérieurs, parfaitement reconnaissables ; 2° ces eaux sont avantageuses dans les accidents tertiaires dépendant de cachexies syphilitiques ou mercurielles. Dans le premier cas elles secondent puissamment l'action mercurielle, dans le cas d'intoxication elles éliminent le métal.

Dans notre observation V, nous avons pu constater les effets déplorables du traitement thermal, qui avait été dirigé cependant par un spécialiste de talent. Juger de l'effet des eaux de Luchon sur la syphilis, par le peu d'avantage qu'en a retiré notre malade, serait commettre un sophisme grossier. Comme l'ont d'ailleurs constaté les auteurs que j'ai cités, il est certain que quelquefois le traitement sulfureux est incendiaire et réveille ou aggrave les manifestations de la diathèse. C'est ce qui s'est produit chez cette malade.

Il n'est pas dépourvu d'intérêt de rechercher quelle est l'action des sulfureux sur un organisme saturé de mercuriaux, et comment dans ce cas les sulfureux arrivent à déterminer l'élimination de l'hydrargyre. Mialhe,

(¹) ARTIGUES. *Amélie-les-Bains; son climat et ses thermes.*

Astric et Filhol ont démontré, par de nombreuses expériences de laboratoire, que si l'on verse dans l'albumine une solution de sublimé jusqu'à la formation d'un précipité épais et qu'on y ajoute quelques gouttes de sulfite ou d'hyposulfite de soude, ou même de sulfure de sodium ou de calcium, le précipité se redissout promptement. Or les eaux sulfureuses, renfermant des sulfites et des hyposulfites, agiraient d'après ces expériences, dans la cachexie mercurielle, en dissolvant les chloro-albuminates hydrargyriques précipités dans l'intimité des tissus et en favoriseraient l'élimination. La théorie est séduisante, mais est-elle vraie?

Nous devons signaler la propriété des sulfureux d'empêcher la salivation chez les malades soumis au traitement mercuriel. Cet heureux résultat s'explique par le pouvoir que possède le souffre de forcer le mercure de s'éliminer surtout par la peau.

Dans les ouvrages que nous avons consultés, nous trouvons parfaitement décrits les accidents à redouter, chez les sujets atteints de syphilide ulcéreuse, lorsqu'on soumet ces malades à l'action excitante des eaux sulfureuses.

Il est des syphilitiques en même temps scrofuleux, porteurs d'ulcérations. Chez ceux-ci, l'action des eaux est salutaire, l'excitation, et mieux l'irritation qu'elles déterminent, transforme l'état chronique en un état plus aigu, plus apte à déterminer la cicatrisation. Les malades qui vont demander au traitement thermal un soulagement à leurs douleurs ostéocopes, sont bien déçus, les douleurs sont plutôt exagérées; les exostoses et périostoses ne semblent que peu ou point influencées.

C'est à l'action combinée des mercuriaux et des sulfureux que les médecins hydrologistes doivent leurs plus belles cures. Administrées en même temps que le mercure, les eaux sulfureuses diminuent, dissolvent les humeurs visqueuses et coagulées. Les avantages de la combinaison des deux méthodes, c'est l'absence des accidents mercuriels, la possibilité de faire supporter les mercuriaux. On peut porter la quantité des sels d'hydrargyre à une haute dose, l'effet toxique étant annihilé par les sulfureux.

Bien que l'on ait fait quelques applications des eaux chlorurées sodiques, le traitement de la syphilis appartient jusqu'ici très spécialement aux eaux sulfureuses. Cette spécialisation est peut-être exagérée. Dans l'application des eaux minérales, les spécialistes distinguent deux actions : l'une thérapeutique, l'autre physiologique. La première action doit restaurer l'organisme affaibli; la seconde est un mouvement de l'organisme tendant à reproduire vers la surface cutanée des manifestations d'une diathèse. La première action est la seule curative : telle est l'action reconstituante de Vichy.

Les eaux d'Uriage, à la fois chlorurées, sodiques et sulfureuses, ont été indiquées en syphilis. Il faut cependant reconnaître que Luchon possède en France une suprématie sur toutes les autres stations balnéaires.

Me voilà arrivé à la fin de ce travail, plein de regrets quand je songe aux lacunes nombreuses que mon programme m'a créées à mon point de départ. Un sujet aussi complexe que celui que j'ai choisi, mériterait des développements et des digressions incessantes dans le terrain de la chimie biologique, de la pathologie et de la clinique.

J'ai dû avec mes faibles ressources, et malgré les exigences de ma situation militaire, conserver assez d'énergie pour ne pas quitter le plan que je m'étais tracé. Sans abandonner le côté spécial qu'implique le titre de cette étude, j'ai dû quelquefois bien écourter des questions. Mes conclusions thérapeutiques sont tirées de l'observation d'un nombre considérable de malades que j'ai pu suivre, pendant mon internat à l'Hôtel-Dieu de Toulouse. Ces documents m'ont paru dignes d'intérêt et atténueront, je l'espère, auprès de mes juges, les imperfections de ce travail.

Qu'il me soit permis d'exprimer ma reconnaissance à M. le professeur de Fleury, qui a bien voulu accepter la présidence de notre thèse. Que M. le professeur agrégé Arnozan veuille bien agréer l'expression de nos remerciements, pour les bons conseils dont il nous a aidé.

CONCLUSIONS

1° Le mercure et l'iodure de potassium sont sinon les spécifiques, du moins les agents les plus héroïques de la matière médicale contre les accidents tertiaires de la syphilis.

2° L'emploi du mercure associé à l'iodure de potassium est souvent indiqué dans les accidents tertiaires, surtout parce que les malades ont suivi un traitement antérieur insuffisant ou nul.

3e Il est des malades, dont la syphilis à la troisième période évolue rapidement et envahit tous les tissus. Lorsque le mercure ou l'iodure de potassium seuls ou associés ne donnent aucun résultat, il faut les supprimer et avoir recours à la médication tonique.

4° Pendant la période tertiaire, un traitement prudent par les eaux sulfureuses constitue un précieux adjuvant de la médication spécifique.

4

OBSERVATIONS

Nous avons recueilli toutes nos observations au service des vénériens et psoriques et au service des cliniques médicales, à l'Hôtel-Dieu de Toulouse.

OBSERVATION I

Syphilis grave, asthénique. Accidents tertiaires.

(Traitement mixte.)

H... (François), cordonnier, est âgé de vingt-six ans. Bonne santé antérieure, pas d'antécédents scrofuleux. Soldat au 4e régiment d'infanterie de marine, il s'embarqua à Toulon le 20 mai 1880 pour la *Cochinchine*. Vers le 15 octobre, coït suspect avec une femme annamite; chancres mous, bubon suppuré à droite. Au mois de septembre 1881, coït infectant avec une indigène; chancre indolore sur le prépuce. A la fin de novembre le malade constate des plaques rouges cuivrées et des macules. Il entre à l'hôpital militaire de Saigon, où il est traité par la liqueur de Van-Swieten (deux cuillerées par jour).

En janvier 1882, les accidents s'aggravent, syphilide ulcéreuse; le malade était alors porteur de trente-deux plaies;

la face était presque complètement ulcérée. Onyxis syphilitique aux mains et aux pieds, nombreuses plaques muqueuses
à la région bucco-pharyngienne.

Le 20 mars, le malade est toujours à Saigon, où il est
atteint de dysenterie des pays chauds; cessation du traitement mercuriel par suite d'une cachexie grave. Envoyé en
convalescence, il est rapatrié par le transport l'*Annamite;* il
arrive à Toulon le 20 avril 1882. Traité pendant deux mois à
l'hôpital *Saint-Mandrier,* par le sirop de Gibert et 0,05 de
protoiodure, puis par les injections de sublimé, son état
s'améliore; il est envoyé en congé de convalescence de
quatre mois.

1er juillet 1882. Admis à l'hôpital militaire de Toulouse, il
est traité par le protoiodure, l'iodure de potassium et les
bains de sublimé. La syphilide ulcéreuse guérit. Le jeune
soldat profondément cachectisé est réformé.

Le 26 décembre 1882, il entre à l'Hôtel-Dieu de Toulouse;
la syphilide ulcéreuse a reparu, onyxis. (Traitement : une
pilule de protoiodure, deux cuillerées de sirop de Gibert
atténué.) Il sort en mars 1883, véritablement amélioré, mais
il porte une plaie ulcéreuse au bras gauche. A partir de ce
moment tout traitement est abandonné.

Revenu à l'Hôtel-Dieu le 2 juillet 1883, nous constatons
l'état de gravité du malade. La peau porte les lésions carac-
téristiques d'une syphilide gommeuse ulcérative, plus communément appelée tuberculo-ulcéreuse. Les ulcérations, peu
nombreuses d'ailleurs, occupent le front, le thorax et les
membres, nous regrettons de constater qu'elles ne sont pas
symétriques; mais leurs bords sont saillants, coupés comme
à l'emporte-pièce et surtout entourés d'une auréole d'un
rouge sombre. La muqueuse bucco-pharyngienne paraît
intacte. Le malade éprouve des douleurs ostéocopes au
niveau de l'extrémité inférieure de l'humérus droit; à l'exa-

men de la région nous constatons un peu d'hyperostose. L'amaigrissement, les sueurs nocturnes, nous font reconnaître la forme asthénique et dénutritive de la vérole. L'examen thoracique ne nous indique d'ailleurs aucune lésion du poumon.

Le traitement tonique, en même temps qu'un bon régime sont prescrits; comme spécifiques, le malade prend : protoiodure, 25 milligrammes; sirop de Gibert atténué, deux cuillerées.

1ᵉʳ août. Amélioration rapide, les ulcérations sont presque cicatrisées, le malade tolère fort bien l'hydrargyre, l'état général est bien meilleur.

21 août. Sorti guéri, H... (François) reprend son travail et continue son traitement.

15 septembre. Le malade se présente à la clinique tous les dimanches. Son état est excellent; les larges macules cuivrées disparaissent. La muqueuse gingivale est dans un état d'intégrité absolue.

Le 29 octobre tout traitement est momentanément suspendu.

Du 21 août 1883 au mois de juillet 1884, pas de récidives. Il y a vingt jours environ, nous avons revu notre malade à l'Hôtel-Dieu; il accuse de l'arthropathie du coude droit. Son état général est excellent. N'oublions pas que nous avons eu affaire à une forme grave, presque maligne, de la diathèse syphilitique.

Observation II

Accidents tertiaires, vingt ans après le chancre infectant.

(Traitement mixte.)

Le nommé C... (Benoit), commissionnaire, laveur de glaces, âgé de trente-neuf ans, est admis au service des vénériens le

19 juin 1883. Brun, vigoureux, alcoolique sans vergogne, il est né en 1844. Il nous raconte avec beaucoup de clarté qu'en 1864, le soir du tirage au sort, il contracta un chancre infectant à Pamiers, dans une maison de prostitution. Onze ou douze jours après le coït, apparition d'un chancre préputial en œil-de-perdrix. Quarante ou cinquante jours après, roséole, pityriasis capitis, mais pas d'alopécie, plaques muqueuses. Le sujet fut traité à cette époque, à Foix et à Pamiers, par des médecins de l'armée. Les accidents secondaires se manifestèrent pendant la première année de son service; il se rappelle avoir été soumis à une diète sévère, c'est à dire à la méthode arabe, *cura famis*. Pendant les six autres années de sa présence sous les drapeaux, santé parfaite.

En 1870, le malade fit la campagne. En 1871, il se maria, il a eu un bel enfant, parfaitement sain en décembre 1871. En 1875, les accidents reparaissent; plaques muqueuses, bouche, psoriasis plantaire aux deux pieds. Syphilide tuberculo-ulcéreuse, sur le dos surtout.

En décembre 1882, il rentre à l'hôpital pour se faire traiter d'une dysenterie chronique que nous croyons due à des ulcérations spécifiques intestinales. Le malade est resté dans le service jusqu'au 11 mars 1883.

Depuis avril jusqu'au 19 juin, dysenterie et syphilide ulcéreuse; le malade nous déclare avec cynisme qu'il s'est traité par l'alcool et l'absinthe.

30 juin 1883. Quelques plaques de rupia au dos, sur la face externe des cuisses et sur les fesses. Les plaques de rupia ont l'aspect de squames stratifiées. (Protoiodure et sirop de Gibert.)

7 juillet. Plus de sang dans les selles; l'ulcération de la fesse droite est cicatrisée et couverte d'une mince couche squameuse. L'état général est excellent. (Bains de sublimé; bichlorure, 20 grammes.)

Du 7 au 30 juillet. Disparition des accidents ulcéreux, amélioration des accidents cutanés. Là où était le rupia, il reste de larges macules.

6 août. Un peu de ptyalisme, ulcérations gingivales hydrargyriques. Frictions énergiques avec poudre d'alun. Les spécifiques sont supprimés.

28 août. Guérison. Le malade sort.

OBSERVATION III

Syphilis tertiaire. Gomme du tissu cellulaire sous-cutané.

(Traitement mixte.)

M... (Jean), peintre en bâtiments, est âgé de dix-neuf ans. Il entre le 17 mars 1883 au service des vénériens. Ses antécédents ne laissent pas de doute. Il y a trois ans, c'est à dire à l'âge de seize ans, notre jeune malade a contracté la syphilis ; il a eu deux chancres, qui guérirent lentement et sans traitement. Ce ne fut qu'après avoir été sévèrement prévenu par une alopécie complète et une magnifique syphilide papulo-lenticulaire, que le jeune imprudent se décida à entrer à l'hôpital. En février 1880, il subit un traitement assez irrégulier pendant une période de 15 à 20 jours. Depuis, il s'est acclimaté à sa vérole, dont la marche a été signalée par des incidents peu graves d'ailleurs. Aujourd'hui (17 mars 1883) il nous apprend que depuis l'époque où il perdit les cheveux, il n'a pas cessé d'avoir des céphalées intermittentes, le soir. Depuis deux mois, il se plaint de douleurs le long des tibias, de nombreuses plaques muqueuses ont atteint la région bucco-pharyngienne ; les ganglions cervicaux et sous-maxillaires sont tuméfiés ; la peau est très blanche et ne porte pas de taches de la syphilide secondaire, ces stigmates indélébiles d'une affection que l'on aime à cacher ! Ce qui a amené le malade à l'hôpital, c'est l'état pitoyable de sa muqueuse buccale; nous remarquons, en outre, sur le bord externe de l'avant-bras droit, une petite tumeur du volume d'une noix; elle n'est pas adhérente, elle est indolore; nous n'avons pas de peine à reconnaître une gomme; la face interne de la cuisse droite présente une ulcération, qui n'est qu'une gomme ulcérée.

18 mars 1883. Après l'examen attentif du malade, le traitement suivant est indiqué : protoïodure, 0,05; sirop de Gibert atténué, deux cuillerées. Emplâtre de Vigo sur l'ulcération.

16 avril. L'ulcération gommeuse de la cuisse droite est presque cicatrisée; la gomme de l'avant-bras est un peu indurée. La médication est très bien tolérée; les plaques muqueuses sont encore nombreuses.

20 mai. Le voile du palais est intact, la muqueuse bucco-pharyngienne a presque sa coloration normale. Le malade demande à sortir.

OBSERVATION IV

Syphilis tertiaire. (Lésion osseuse, gomme.)

(Traitement mixte.)

D... (Émilie), tailleuse pour robes, âgée de vingt-quatre ans, entre au service des vénériennes le 6 juin 1883. Antécédents personnels : quelques manifestations scrofuleuses dans l'enfance; de plus syphilis ancienne remontant à six ans. Les lésions disparurent après un traitement de quatre mois.

Depuis une année environ les accidents tertiaires se manifestent sourdement. Douleurs ostéocopes, localisées dans le tiers inférieur de l'humérus droit. Céphalées gravatives. Œdème, puis inflammation diffuse et induration au niveau de la partie moyenne du bras droit. Aux mêmes époques, douleurs au sommet du sternum et à l'extrémité interne des clavicules.

7 juin 1883. Quelques traces de psoriasis palmaire. Pas d'alopécie ni de plaques muqueuses. A l'extrémité inférieure de l'humérus droit, au niveau du point d'insertion des radiaux externes, au niveau de l'épicondyle, on remarque une tuméfaction dure adhérente, un peu irrégulière, d'origine osseuse : périostose.

A la région sus-sternale, induration sur le tendon sternal du sterno-mastoïdien, et à l'extrémité interne de la clavicule gauche, il est facile de reconnaître une gomme.

(Traitement : Protoiodure, 0,025. Sirop de Gibert, deux cuillerées. Bandelettes de Vigo imbriquées autour de la tumeur osseuse du bras. Badigeonnages avec la teinture d'iode à la région sterno-mastoïdienne. Régime tonique.)

8 juin. La malade accuse une toux persistante et des douleurs à la région scapulaire droite; nous constatons un peu de submatité sous la clavicule droite.

15 juin. — Amélioration sensible; céphalées moins intenses; le bras est bien moins douloureux. Le traitement est bien toléré.

6 juillet. La malade sort.

Le 19 septembre, D... (Émilie) se présente à la clinique. Depuis sa sortie de l'hôpital elle a scrupuleusement suivi son traitement. Nous constatons que la tumeur sternale a disparu. Plus de douleurs ostéocopes, plus de céphalées. L'extrémité inférieure de l'humérus a diminué de volume, la tuméfaction périphérique est moins considérable.

OBSERVATION V

Accidents tertiaires. Syphilide gommeuse ulcérative.

(Traitement mixte.)

J... (Marie), cuisinière, âgée de trente-deux ans, entre à l'Hôtel-Dieu le 1ᵉʳ octobre 1883. Pas de traces de scrofule dans l'enfance; elle fait remonter l'origine de sa vérole à cinq ou six ans. La liqueur de Van Svieten fut prescrite et le traitement fut suivi un peu irrégulièrement pendant deux mois.

Sur les indications d'un médecin, la malade, déjà atteinte d'accidents ulcéreux peu graves, est allée à Luchon dès les premiers jours de septembre. Là elle a été soumise à un traitement dirigé par M. le docteur Ferras. L'action des eaux de Luchon a été désastreuse; la malade, justement préoccupée de son état, entre à l'Hôtel-Dieu.

2 octobre 1883. L'état général n'est pas très bon, l'amaigrissement est considérable, le moral profondément affecté. Sur le front nous constatons une éruption acnéiforme, de plus quelques plaques muqueuses dans la bouche, alors qu'il n'en existait plus depuis trois ou quatre ans. Sur la grande lèvre droite existe une ulcération serpigineuse. Les bords sont durs, adhérents. L'aspect de la plaie est assez mauvais; elle est grisâtre, suppure abondamment et est parfaitement indolore. A la face plantaire de chaque pied nous trouvons des ulcérations profondes, grisâtres aussi et comblées par du pus et des détritus organiques. En un mot, l'aspect général peut être qualifié de *phagédénisme tertiaire*.

(Traitement: toniques; protoiodure, 5 centigrammes; sirop de Gibert; pansement des ulcérations avec pommade au protoiodure.)

13 octobre. Un peu de salivation mercurielle, mais amélioration notable; la malade a gardé le lit jusqu'à aujourd'hui.

29 octobre. La cicatrisation des ulcérations est complète; l'état général excellent. La malade nous déclare avoir gagné de l'embonpoint.

10 novembre. Guérison.

Observation VI

Syphilis tertiaire précoce. Aphasie, hémiplégie droite.

(Traitement mixte; traitement par l'iodure de potassium seul.)

Marius X..., ajusteur-mécanicien, est âgé de vingt-neuf ans, aucun antécédent héréditaire. Nous apprenons qu'au mois de février 1882, neuf jours après un coït suspect, il vit apparaître un chancre sur le prépuce. Quatre mois plus tard, il est encore porteur de son chancre et vient se faire traiter pendant un mois à l'Hôtel-Dieu pour des accidents secondaires.

20 novembre 1883. Le malade est depuis hier dans le service. Le tableau symptomatique est grave; mais nous apprenons qu'après avoir éprouvé de violentes céphalées, on a constaté chez Marius X... de la paresse intellectuelle. Attaque épileptiforme la veille de son arrivée à l'Hôtel-Dieu. Après quelques heures d'un sommeil comateux, il s'est réveillé paralysé du côté droit et presque absolument aphasique, ne pouvant prononcer que cette voyelle : ô.

Le malade présente des troubles psychiques; la sensibilité émotive est exagérée; la paralysie existe à droite, la sensibilité est parfaitement conservée. Nous constatons sur la peau les lésions d'une syphilide ulcéro-tuberculeus très discrète

(Traitement : protoiodure, 0,05; sirop de Gibert; faradisation sur les membres paralysés.)

1er janvier 1884. Les accidents cutanés ont disparu. Amélioration lente, flexion partielle de l'avant-bras.

2 janvier. Le traitement mixte est abandonné, l'iodure de potassium seul est administré à la dose de 4, 6, puis 8 gr.

15 mars. Amélioration notable. Le mouvement est presque complètement revenu dans le membre inférieur; la marche est assez régulière. Les extenseurs de l'avant-bras restent paralysés. L'aphasie partielle subsiste, l'état général est bon.

15 mai. Le malade prend 5 centigrammes de protoiodure et 8 grammes d'iodure de potassium; cette médication paraît très active.

13 juillet. Nous constatons (de visu) que l'état général est fort bon. Le malade prononce péniblement quelques mots, l'aphasie nous paraît définitive et dénote une lésion irréparable. La marche est régulière, le bras est encore maladroit.

Observation VII

Syphilis tertiaire (cérébrale). Hémiplégie fugace.

(Traitement mixte. Frictions mercurielles et iodure de potassium.)

Le nommé Paul P..., âgé de vingt-neuf ans, commissionnaire, entre le 14 mars 1884 à l'Hôtel-Dieu de Toulouse.

Rien chez ses ascendants ne permet de soupçonner une diathèse; il n'en est pas de même des antécédents personnels : habitudes alcooliques avouées, de plus syphilis il y a quatre ans environ. C'est par un chancre uréthral infectant qu'a commencé la maladie; le traitement n'a duré que deux mois.

Depuis cette époque jusqu'en janvier 1884, santé parfaite. Dès les derniers jours de janvier, céphalées fréquentes, éblouissements; enfin, le 8 février, pendant son repas, le malade éprouve des vertiges, s'affaisse sur sa chaise et reste pendant près d'une heure sans connaissance ; après quoi, il revient à lui et s'aperçoit qu'il ne peut se servir de son bras droit ; sa jambe fauche un peu, mais la marche ne lui est pas absolument impossible. Le matin même du jour où ces symptômes se sont manifestés, le nommé P... avait pris 45 grammes de sulfate de magnésie ; c'est à ce purgatif qu'il attribue son attaque (!).

Nous voyons le malade le 14 mars seulement ; il présente un peu de parésie droite, surtout au bras.

Le traitement est immédiatement institué : iodure de potassium 3, 4 et 6 grammes ; en outre, chaque soir, en se couchant, le malade met dans le creux de l'aisselle, alternativement, 5 grammes d'onguent napolitain. L'absorption n'est pas douteuse, le malade ayant eu un peu de ptyalisme.

16 mars. Violents maux de tête, véritables douleurs *encéphalalgiques* ; ces douleurs sont unilatérales, profondes et gravatives. Même parésie droite, un peu de surdité, aucun trouble apparent du côté de la vue.

1er avril. Amélioration étonnante ; la motilité reparaît.

25 avril. Les douleurs encéphalalgiques ont complètement disparu. La marche est absolument normale ; on constate seulement un peu de paresse dans le bras droit. Le malade, qui demande à sortir, doit continuer son traitement au dehors

Observation VIII

Syphilis tertiaire (cérébrale). Attaques d'hémiplégie intermittentes.

(Traitement mixte d'abord, puis par l'iodure de potassium seul.)

Le 1er décembre 1883, le nommé Marcelin C..., menuisier, âgé de cinquante-deux ans, est admis à l'Hôtel-Dieu, au service des cliniques médicales.

Rien au point de vue de l'hérédité, mais le malade est un alcoolique invétéré. Il avoue sans difficulté avoir eu un chancre solitaire en janvier 1882; la cicatrisation a été lente et compliquée de phagédénisme. On trouve d'ailleurs une induration typique au niveau du sillon balano-préputial, à droite. Malgré les symptômes prémonitoires de la seconde période, aucun traitement n'a été suivi.

De violents chagrins, de pénibles émotions, un peu de surmenage et une mauvaise nourriture commencèrent à altérer les forces du sujet, qui ne tarda pas à éprouver de violentes céphalées nocturnes; en même temps, une syphilide papulo-squameuse atteignait la peau.

Dans le courant d'octobre et novembre, étourdissements et éblouissements se répétant à intervalles variés; un peu de lassitude, céphalées persistantes.

Le 25 novembre 1883, une heure après son arrivée à l'atelier, le malade se sentit tout à coup étourdi, défaillant; néanmoins il ne tomba pas, car, averti de l'imminence d'une chute, il put s'adosser à l'établi. Il éprouva, nous dit-il, des fourmillements dans les membres droits et, quand il voulut se relever, il s'aperçut que son bras droit et sa jambe étaient « comme morts ».

Le 1er décembre, jour de son entrée dans le service, nous constatons une syphilide papulo-crustacée et surtout de nombreuses macules cuivrées. Le malade nous rappelle son attaque d'hémiplégie fugace et accuse un peu de parésie dans tout le côté droit. Pas de troubles psychiques, mais un peu de lenteur dans les réponses. La marche est possible, mais la jambe droite fauche.

(Traitement : protoiodure, 0,05; iodure de potassium, 3, 4 et 6 grammes.)

24 décembre. Plus de traces d'hémiplégie; le malade sort.

12 février 1884. Marcelin C... est revenu à l'Hôtel-Dieu; il

est employé à la menuiserie. Malgré son passé pathologique, il ne suit aucun traitement.

A dix heures du matin, dans le jardin, il éprouve du vertige, du malaise, et il se laisse choir. Il ne perd pas connaissance, mais il est incapable de prononcer un mot, et il est manifestement paralysé du côté droit. (Purgatif, application de sinapismes sur les jambes.)

Le lendemain, le malade se lève; il traîne un peu la jambe et se sert difficilement de son bras.

13 février. Le traitement suivant est administré : sirop de Gibert, deux cuillerées; protoiodure, 0,025.

16 février. Le malade reprend son travail sans difficulté. Il accuse toujours des douleurs encéphalalgiques.

15 mars. Pas d'attaque, mais céphalées qui affectent le malade. Amaigrissement, quelques troubles dyspeptiques, ptyalisme. Les spécifiques sont absolument proscrits et remplacés par les toniques.

15 avril. Amélioration générale.

20 mai. Malgré l'état général des forces qui est excellent, le malade éprouve depuis quelques jours des vertiges. Ce symptôme prémonitoire nous décide à essayer l'action de l'iodure de potassium.

(Traitement : 4, 6 et 8 grammes.)

25 juin. Le malade a constaté les bons effets de la médication, mais son estomac commence à se révolter. L'iodure de potassium est proscrit à son tour et nous revenons au traitement tonique.

13 juillet. L'état de C... est assez bon; mais malgré les vertus héroïques de la médication spécifique et tonique, nous avons quelques craintes pour ce malade, qui est en possession des diathèses syphilitique et alcoolique.

INDEX BIBLIOGRAPHIQUE

JACCOUD. *Dictionnaire de Médecine et de Chirurgie pratiques.*

DECHAMBRE. *Dictionnaire encyclopédique des Sciences médicales.*

HAYEM. *Revue des Sciences médicales.*

DE FLEURY. *Leçons de Thérapeutique générale et de Pharmacodynamie.*

NOTHNAGEL et ROSSBACH. *Matière médicale et thérapeutique.*

ASTRUC. *Maladies des femmes.*

YVAREN (P.). *Des Métamorphoses de la Syphilis.*

RICORD. *Clinique Iconographique.*

LANCEREAUX. *Traité historique et pratique de la Syphilis.*

DIDAY. *Thérapeutique des maladies vénériennes, 1876.*

FOURNIER (A.). *La Syphilis du cerveau.*

— *De la Syphilis chez la femme.*

DURAND-FARDEL. *Thérapeutique des eaux minérales.*

PÉGOT. *Essai clinique sur l'action des eaux thermales sulfureuses de Bagnères-de-Luchon.*

ARTIGUES. *Amélie-les-Bains; son climat et ses thermes.*

BLANC. (Thèse de Paris, 1881.) *Action du mercure sur l'organisme.*

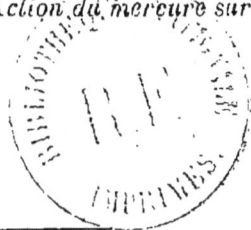

Bordeaux. — Imp. G. GOUNOUILHOU, rue Guiraude, 11.

www.ingramcontent.com/pod-product-compliance
Lightning Source LLC
Chambersburg PA
CBHW070820210326
41520CB00011B/2034